Die Wahrheit über Marihuana

Wie gesundheitsschädlich ist Cannabis wirklich?

Erik Halrrids

Renovatio

IMPRESSUM

Die Wahrheit über Marihuna

Wie gesundheitsschädlich ist Cannabis wirklich?

2016© Erik Halrrids

Alle Rechte vorbehalten

Autor: Erik Halrrids

ISBN-13: 978-1530521203

ISBN-10:1530521203

Inhaltsverzeichnis

„Kiffen macht gleichgültig – na und?"

Einleitung

Die Frage, ob man den Konsum von Marihuana im kontrollierten Rahmen legalisieren sollte, wird in Deutschland immer wieder diskutiert. Noch stehen Anbau, Herstellung, Besitz und Verkauf hierzulande durch das Gesetz unter Strafe. Es gibt jedoch seitens verschiedener politischer Gruppen sowie Interessensverbänden die Bestrebung, für Cannabis als Genussmittel einen staatlich regulierten Absatzmarkt zu schaffen.

Die Befürworter der Legalisierungspläne sehen hierin vor allem eine Möglichkeit, die unkontrollierte Verbreitung der Droge auf dem Schwarzmarkt einzudämmen. Vorbilder sind Staaten wie die Niederlande, wo schon seit langem Marihuana in kleineren Mengen legal in sogenannten Coffee Shops für jeden frei zu erwerben ist. Außerdem haben vor Kurzem verschiedene Nationalstaaten wie Uruguay aber auch Staaten in den USA den Verkauf von Marihuana legalisiert. Hier sind Kalifornien, Washington, Colorado, Alaska sowie Oregon zu nennen. Auf diese Weise könnte der organisierten Kriminalität der Nährboden entzogen werden, hofft man. Da die lizensierten Vergabestellen nicht gewinnorientiert arbeiten, könnte man so auch Abhängige besser erkennen und beraten.

Die Gegner einer Legalisierung der vermeintlich weichen Droge stellen hingegen die Effektivität dieser Maßnahmen in Bezug auf eine wünschenswerte Verringerung des Cannabiskonsums sowie des damit verbundenen Schwarzmarktes in Frage. Vor allem aber weisen sie auf die zahlreichen Gesundheitsschäden durch einen regelmäßigen Konsum von Marihuana insbesondere im Jugendalter hin. Da zudem der Cannabiskonsum gerade im Jugendalter nicht nur ohnehin schon weit verbreitet ist, sondern insbesondere in der Gruppe der 18 bis 25 Jährigen in den letzten Jahren noch deutlich zugenommen hat, sehen vor allem Mediziner das Bestreben einer Legalisierung von Cannabis zunehmend als kritisch an.

Für die Vertreter der Medizin in Deutschland stellt die damit verbundene gesellschaftliche Aufwertung der Droge sowie der durch den Gesetzgeber akzeptierte bzw. sogar noch geförderte Konsum eine nicht hinnehmbare Verharmlosung der gesundheitliche Schäden durch den Genuss von Cannabis dar.

Was aber sind genau die gesundheitlichen Schäden, die durch Cannabis verursacht werden?

Es gibt mittlerweile sehr viele wissenschaftliche Erkenntnisse sowohl über die Wirkweise als auch über die konkreten Auswirkungen von Cannabis auf den menschlichen Körper. Da allerdings diese Erkenntnisse vor allem in den medizinischen Fachbereich der Psychiatrie

(Lehre von der Erkrankung des Geistes) sowie der Toxikologie (Lehre der Giftstoffe) fallen, ist dieses Spezialwissen selbst in den Reihen der Mediziner im Detail nicht allzu weit verbreitet.

Der Zugang zu Fakten um die Schädlichkeit von Cannabis ist in den Zeiten des Internet und der Online Datenbanken zwar im Prinzip für jedermann frei zugänglich. Allerdings kann man von Nicht-Medizinern wohl kaum verlangen, dass sie sich ohne vorangegangenes Studium der Humanmedizin den Inhalt wissenschaftlicher Texte über die Auswirkungen von Cannabis auf die Physiologie (Lehre von der Funktionsweise des menschlichen Körpers und seiner Organe) einschließlich der hier verwendeten Fachterminologie (Bezeichnung für die in der Medizin verwendeten Fachausdrücke) mühelos aneignen und in ihre Meinungsbildung einfließen lassen.

Dementsprechend hat der Autor, selbst ausgebildeter Mediziner, bei der Verfolgung der politischen Debatte in den Medien feststellen müssen, dass aufseiten der Befürworter einer Legalisierung von Cannabis die hierdurch hervorgerufenen gesundheitlichen Schäden gemeinhin unterschätzt werden. Über das wahre Ausmaß der gesundheitlichen Beeinträchtigung herrscht vielfach große Unwissenheit. Hier haben die entsprechenden Experten in den Reihen der Medizin offensichtlich noch nicht ausreichend zur Aufklärung und Wissensverbreitung beigetragen.

Dennoch: Es ist wünschenswert, dass das Wissen um die teils dramatischen gesundheitlichen Schäden, die durch einen Cannabiskonsum regelhaft verursacht werden, kein Spezialwissen bleibt, sondern in eine allgemein verständliche Sprache umgemünzt wird. So dass es jedem, den es interessiert und der möglicherweise betroffen sein kann, möglich ist, sich im Sinne einer gesundheitlichen Prävention informieren zu können.

Diesem Zweck dient das vorliegende Buch: es soll das aktuell in der Medizin gesicherte Faktenwissen um die Wirkung und die gesundheitlichen Schäden eines gelegentlichen oder regelmäßigen Cannabiskonsums für den nicht medizinisch geschulten Leser verständlich machen, um diesem seine Meinungsbildung zum oben genanntem Disput zu erleichtern. Gesundheitswissen sollte kein Privileg ausgewählter Spezialwissen sein, sondern vielmehr jedem in der Gesellschaft zugute kommen. Denn die Gesundheit ist unser aller höchstes Gut!

Begriffsdefinition

Hanf

Bezeichnung der Pflanze, aus deren Produkten die weltweit am häufigsten konsumierte illegale Droge gewonnen wird. Es eignen sich nicht alle Hanfsorten zur Herstellung von Rauschmitteln. Verwendet wird hierfür vor allem die weibliche Hanfpflanze bestimmter, meist eigens gezüchteter Sorten, von denen es mittlerweile einige hundert auf dem Markt gibt

Cannabis

wissenschaftlicher Name der Pflanzengattung Hanf (in der Umgangssprache auch

Bezeichnung für Marihuana, Gras und Haschisch)

Marihuana/ Gras	Blüten der unbefruchteten weiblichen Hanfpflanze, die getrocknet überwiegend geraucht werden; sie enthalten die höchste Konzentration des Wirkstoffes
Haschisch	Harz der weiblichen Hanfpflanze, welches geraucht wird oder auch in Form von Speisen oder Getränken gegessen bzw. getrunken werden kann
Cannabinoide	Wirkstoffe, die bisher ausschließlich in der Hanfpflanze gefunden wurden;

sie wirken im menschlichen Körper über Cannabinoid Rezeptoren auf bestimmten Zellen, wodurch beim Genuss eine bestimmte Wirkung bzw. ein Rausch erzielt werden kann

Tetrahydro-Cannbinol (THC)	das beste untersuchte Cannabinoid (die Hanfpflanze enthält mindestens 85 bisher entdeckte Cannabinoide), welches für die Hauptwirkung von Cannabis verantwortlich ist
Endocannabinoid System	Teil des Nervensystems von Säugetieren (also auch des Menschen); es umfasst die Cannabinoid-Rezeptoren CB_1 und CB_2 (welche auf

verschiedensten Zelltypen im menschlichen Körper wie den Nervenzellen, in Organen sowie auf Immunzellen bzw. weißen Blutkörperchen vorkommen) sowie eine nachgeschaltete intrazelluläre Signaltransduktion-Kaskade

Rezeptor	Rezeptoren detektieren Signale und dienen der Kommunikation von Zellen und Organen im menschlichen Körper; sie können sich auf der Außenhülle der Zellen aber auch im Zellinnere befinden
Ligand	Stoffe, die einen Rezeptor besetzen und rezeptor-

vermittelt eine Wirkung auf die Zielzelle ausüben

**Signaltrans-
duktion**

Prozess , bei dem ein biologisches Signal von einem Kompartiment
des Körpers in ein anderes übermittelt wird; er findet typischerweise, aber nicht ausschließlich an der Zellmembran statt und löst eine Sequenz oder Kaskade enzymatisch vermittelter biochemischer Prozesse aus, die in die Weiterleitung biologischer Information münden

Sucht

hiermit wird in der Medizin ein unabweisbares Verlangen nach einem bestimmten

Erlebniszustand bzw. dem kontinuierlichen und nahezu unbezwingbaren Verlagen eines Suchtkranken nach einem bestimmten Suchtmittel definiert; diesem Verlangen werden die Kräfte des Verstandes untergeordnet; es beeinträchtigt die freie Entwicklung einer Persönlichkeit und zerstört die sozialen Bindungen sowie die sozialen (Aufstiegs)Chancen eines Individuums; schließlich kommt es zur Verwahrlosung und zur Vernachlässigung von Mitmenschen, Verpflichtungen, Aktivitäten und Interessen

Selbsterfahrung des Autors

Meine erste Erfahrung mit Cannabis machte ich relativ spät, mit 25 Jahren während meines Studiums. Damit war ich viel älter als der durchschnittliche Konsument von Cannabis in Deutschland, der seine ersten Erfahrungen mit 14 oder 15 Jahren macht. Meine Eltern sind beide ebenfalls Mediziner, und da sie daher sozusagen von Hause aus um die Gesundheitsschäden durch Rauchen und eben Drogen wissen, war es ihnen bei der Erziehung von mir und meinen Geschwistern ein besonderes Anliegen, dass wir gar nicht erst anfangen zu rauchen (und Drogen zu nehmen). Auch deshalb war ich in der Schulzeit und in den ersten Jahren des Studiums immer davor zurückgeschreckt, einen Joint (mit)zu rauchen.

Bis zu diesem Tag, ein Dienstag während des Sommersemesters. Wir hatten uns in der Wohnung eines Kommilitonen getroffen, zu fünft. Zunächst hatten wir gepokert, uns später dann mit ein paar Bierchen auf den Balkon im obersten Geschoss hoch über den Dächern der Stadt gesetzt. Es war Mai, die Luft war lau, es roch nach Blumen und von unten hörte man die Geräusche der Stadt und ihrer Menschen. Irgendwann kam jemand auf den Gedanken, dass dies genau der richtige Moment für einen Joint sei. Alle waren begeistert (außer mir). Da man keinen Vorrat mehr hatte, wurde ein Freund angerufen, der es sich nicht nehmen ließ, schleunigst etwas von seinem Vorrat vorbei zu bringen. Er betonte, das Zeug sei „echt gut", eine Bemerkung welche die Vorfreude bei meinen Freunden genauso steigerte, wie sich mich beunruhigte.

Ich kann im Nachhinein nicht mehr genau sagen, warum dies der einzige Tag in meinem Leben war, an dem ich meinen inneren Widerstand aufgab. Allerdings weiß ich dafür umso besser, dass es auch der einzige bleiben wird!

Lag es an dem schönen Abend und unserer guten, fast euphorischen Stimmung mit Bier und Poker und Sonnenuntergang über den Dächern der Stadt? Oder an meiner Neugier? Oder daran, dass ich, nicht der Spielverderber sein wollte, da alle so begeistert war? Gruppenzwang? Oder lag es vielleicht auch daran, dass ich mir sagte, man könne ja schlecht sein Leben lang zur Schule gehen und jahrelang studieren ohne wenigstens einmal ordentlich gekifft zu haben? Oder lag es am Alkohol, den ich vorher getrunken hatte und der mich etwas enthemmte? Ich weiß es nicht, vielleicht war auch es von allem etwas.

Wie dem auch sei, der Joint war bald „gebaut", ein Ritual, dem alle andächtig beiwohnten. Dann kreiste er reihum, und wir nahmen alle einen tiefen Zug. Dann noch einen. Und noch einen, Runde um Runde, bis der Joint zu Ende geraucht war. Dann warteten wir.

Es passierte nichts. Das stimmte mich zunächst hoffnungsfroh. Vielleicht war die Menge, die ich geraucht hatte, bei den wenigen Zügen, die jeder von uns aus dem einen Joint bekommen hatte, ja zu wenig gewesen? Ohne Wirkung? Dann hätte ich meinen Kopf nochmal aus der Schlinge gezogen, mit weißer Weste sozusagen, denn ich hatte ja mannhaft mitgeraucht. Es war eben nichts passiert. Und man konnte mir keine Feigheit oder Spielverderberei vorwerfen. Ich war erleichtert.

Dann allerdings passierte doch etwas. Die Welt um mich herum fing an, sich zu verbiegen. Die Konturen der Gegenstände zogen sich in die Länge, manchen verkürzten sich aber auch. Alles wirkte so, wie wenn man in einen Parabolspiegel schaut. Auch die Farben waren ganz anders. Nichts sah mehr aus, wie ich es kannte. Völlig ungewohnt und entsprechend schwer zu beschreiben. Schon bald verzogen sich auch die Gesichter meiner Kommilitonen, die Köpfe wurden größer. Die Augen waren überdimensioniert. Und auch die Stimmen waren ein Spiegelbild der verzogenen Gegenstände. Irgendwie in die Länge gezogen, sie hörten sich wie verzerrt an, aber nicht schrill, mehr wie auf einer Streckbank. Ich verstand sie kaum noch, und es war zutiefst verstörend.

Konnte das noch die Realität sein? Unwahrscheinlich. Ich hatte eher das Gefühl, dass ich mir das alles einbildete. Aber ich konnte auch nicht damit aufhören, und alles wieder normal werden lassen. Als wenn das nicht schon schlimm genug gewesen wäre, kam bald ein neues Gefühl auf. Und das war das schlimmste von allen: ich hatte mehr und mehr den Eindruck, als wenn das gar nicht meine eigene Vorstellung wäre. Nicht mehr die Realität, sondern eine Einbildung. Aber nicht meine eigene, sondern die Einbildung einer fremden Person. Ich hatte das Gefühl, als wenn einer meiner Kommilitonen mir das ganze Übel einbildete.

Das war schrecklich. Es gab keine Grenze mehr zwischen mir und meiner Umgebung. Ich hatte die Kontrolle über mich, meine Person und meine Persönlichkeit verloren. Ich wusste nicht mehr, was real, was eingebildet, was richtig oder falsch war. Es gab keinen Bezugspunkt zur Orientierung mehr; ich hatte vollständig die Kontrolle verloren. Und konnte mich auch nicht dagegen verteidigen. Oder diesen grauenhaften Zustand beenden.

Vielleicht war es auch nur ein Traum? Dann müsste es ja auch nicht so schlimm sein, vom Balkon zu springen. Im Traum kann man sich nicht verletzen. Eine Zeit lang überlegte ich, ob ich nicht aufstehen und mich übers Geländer stürzen sollte. Dann wüsste ich wenigstens, ob das hier Realität war oder Einbildung. Oder ein Traum. Irgendwann verwarf ich diese Idee wieder, ich kann im Nachhinein aber nicht mehr sagen warum. Es machte genauso wenig Sinn, sitzen zu bleiben, wie in den Abgrund zu springen.

Meine Kommilitonen gingen mir mehr und mehr auf die Nerven. Sie redeten und lachten, während ich einfach nur fassungslos in meinem Stuhl saß, wie erstarrt. Als sie gemerkt hatten, dass ich mich ganz anders verhalte, sprachen sie über mich. Das war schrecklich. Ich hatte den Eindruck, die ganze Welt hätte sich gegen mich verschworen. Alle waren gegen mich. Ich konnte aber auch nicht aufstehen, da ich keine Ahnung hatte, ob ich überhaupt die Tür erreiche. Und was dahinter lauerte. Besonders schlimm war es, wenn mein Nachbar sich zu mir beugte, um mir in die Augen zu schauen. Sein Gesicht war dann so entzerrt, sein Grinsen so entstellt, seine Stimme und sein Lachen so höhnisch, dass ich ihn am liebsten geschlagen hätte, damit er aufhört und weggeht.

Es war mit das Schlimmste, was mir in meinem Leben bisher passiert war. Und ich hatte keine Ahnung, wann das wieder aufhört. Und ob es jemals aufhört. Gefangen in einem Alptraum. Auch die Zeitwahrnehmung war komplett verändert. Wenn ich auf die Armbanduhr guckte und dann nach einer Ewigkeit nochmal, war kaum mehr als eine Minute vergangen. Alles dauerte gefühlt endlos.

Irgendwann bemerkte ich dann, dass das Vergehen der Sekunden – auch wenn es anders war als meine bisherige Vorstellung von Zeit – regelhaft abzulaufen schien. Jedes Mal wenn ich auf meine Uhr schaute, war es etwas später als zuvor. Es war Zeit vergangen. Immer. Das war die einzige Gesetzmäßigkeit, die ich entdeckte und zwar unabhängig davon, ob dies alles meine eigene Vorstellung war, oder die Vorstellung eines anderen, die er mir aufdrängte.

So hatte ich doch noch etwas gefunden, an das ich mich festklammern konnte. Nach und nach gelang es mir, mir einzureden, dass wenn Zeit vergeht, dieser Zustand auch wieder aufhören wird. Ich wusste nicht wann, aber er würde aufhören. Die Wirkung von Cannabis, so viel wusste ich, war begrenzt, wenn der Wirkstoff sich in meinem Körper wieder abgebaut hatte. Das half mir ungemein, ruhiger zu werden.

Und nach einer Ewigkeit ließ die teuflische Wirkung Gott sei Dank tatsächlich nach. Die

Formen, Farben und Stimmen normalisierten sich langsam. Die Zeit verging zunehmend schneller, und ich hatte mehr und mehr das Gefühl, dass dies wieder die Wirklichkeit war; meine Wirklichkeit, so wie ich sie kannte. Und nicht mehr eine Einbildung von mir oder die einer fremden Person. Allerdings kam ich dann auch zu der Erkenntnis, dass ich wahrscheinlich wirklich Glück gehabt hatte.

Meinen Plan, vom Balkon zu springen, hatte ich nicht verwirklicht. So logisch er mir auch zuvor erschienen war, um zu testen, was das hier alles zu bedeuten gehabt hatte, so abwegig erschien er mir jetzt.

Und mir wurde klar, dass – obwohl dies alles der reinste Alptraum gewesen war – doch insgesamt alle Bilder und Ereignisse während des „Trips" eigentlich noch gutartig gewesen waren. Alle Gegenstände waren nur verzerrt gewesen, aber nichts hatte gefehlt oder war hinzugekommen. Ich kam allerdings zu der Erkenntnis, dass wenn z.B. durch die Tür ein Monster gekommen wäre, also eine bedrohliche Halluzination, mein Entsetzen keine Grenzen gekannt hätte. Dann wäre ich wahrscheinlich wirklich im Affekt vom Balkon gesprungen. Ich bekam erstmals eine Ahnung davon, was Menschen durchmachen müssen, die harte Drogen nehmen (und nicht so ein sanftes Zeug wie Cannabis) und dann das haben, was man als einen „bad trip" bezeichnet. Dagegen war meine Erfahrung noch harmlos zu nennen, das wurde mir erschreckend klar.

Irgendwann war dann der Rausch verflogen, wir saßen allerdings noch allesamt lange wie benommen auf unseren Stühlen. Ans Aufstehen und nach Hause gehen dachte niemand, auch wenn es bereits spät geworden war.

Die anderen waren ebenfalls beeindruckt von der Wirkung des Joints. Das Zeug sei wirklich außergewöhnlich, so eine starke Wirkung hatte auch noch keiner von ihnen erlebt. Ob das wirklich nur Marihuana gewesen war? Allerdings bewerteten sie alle ihren Trip als positiv, eben etwas stärker als sonst.

Ich dagegen war bedient. Wenn ich bisher kein Cannabis geraucht hatte in meinem Leben, dann hatte ich wirklich nichts verpasst. Das sollte mir eine Lehre sein! Ich nahm mir vor, niemals wieder in meinem Leben Drogen zu nehmen, harte sowieso nicht, aber mein Lebtag auch kein harmloses Marihuana mehr. Als ich abends in meinem Bett lag, hatte ich große Bedenken, am nächsten Tag aufzuwachen und dann feststellen zu müssen, dass in meinem Kopf etwas kaputt gegangen war. Am Ende noch mein Gedächtnis, das brauchte ich doch noch für mein Studium.

Aber in den nächsten Tagen und Monaten bemerkte ich keine Veränderung an mir. Verstand und Gedächtnis funktionierten noch genauso wie vorher. Ich hatte also in jeder Hinsicht noch einmal Glück gehabt.

Akute Wirkungen eines Cannabis-Missbrauchs auf den menschlichen Körper

Die gewünschten Effekte, welche durch den Konsum von Cannabis hervorgerufen werden sollen, entsprechen aus medizinischer Sicht den Symptomen einer akuten Intoxikation (Vergiftung). Wird Cannabis geraucht (wie es meistens der Fall ist) gelangen die Wirkstoffe über die Lunge in die Blutbahn und verteilen sich rasch in den Organen sowie im Gehirn. Ihre Wirkung entfalten sie über die jeweiligen Cannabinoid Rezeptoren, welche vor allem auf den Zellen des Rückenmarks und des Nervensystems zu finden sind. Deshalb ist hier die Wirkung von Cannabis am stärksten.

Die positiven Effekte, die von den Konsumenten gesucht und geschildert werden, sind eine Veränderung des Bewusstseins, wie eine Verschiebung der Empfindung. Das Denken verändert sich, man hat den Eindruck, zu tiefen

Einsichten oder Erkenntnissen zu kommen, etwa so wie wenn man endlich die Welt versteht und den Sinn entdeckt, der hinter allem stecken mag. Allerdings sind diese Erfahrungen oder gefundenen Wahrheiten anschließend in nüchternem Zustand nicht mehr erinnerlich oder erscheinen dann vollkommen abwegig. Insgesamt wird jedoch oft ein besseres Lebensgefühl, eine Euphorie und das stärkere Empfindung von Gefühlen geschildert. Hierzu gehört ebenso die Verbundenheit mit bestimmten Personen, etwa Mitkonsumenten wie auch das Gefühl eines gewissen Amüsements, in dem Sinne dass alles komisch und lustig erscheint. Hinzukommt ein angenehmes Entspannungsgefühl.

Nebenwirkungen sind gerötete Augen, Trockenheit von Mund und anderen Schleimhäuten, Heißhunger, eine Beschleunigung des Pulses sowie eine anschließende Müdigkeit, Benommenheit und Antriebslosigkeit.

Unerwünschte Wirkungen können, müssen aber nicht auftreten und hängen neben der Dosis der konsumierten Droge auch mit der Vorerfahrung der jeweiligen Person mit Cannabis sowie der aktuellen körperlichen und psychischen Verfassung des Konsumenten ab. D.h. sie sind von Person von Person unterschiedlich, je nachdem wie oft man zuvor schon Cannabis geraucht hat, wie gewöhnt der eigene Körper an die Droge ist und wie man sich gerade fühlt, bevor man den Joint raucht.

Allerdings kann die Veränderung des Gefühlsleben nicht nur eine Intensivierung von positiven Gefühlen, also eine Verbesserung der Stimmung um fassen; mitunter kommt es auch zu negativen Gefühle wie Misstrauen, Angst, Traurigkeit oder Kontrollverlust, welche dann jedoch umso unangenehmer sein können.

Ebenso können durch einen erstmaligen oder übertriebenen Gebrauch der Droge auch psychische oder psychotische Symptome wie

Panikattacken oder Halluzinationen, eine Beeinträchtigung der Aufmerksamkeit sowie des Kurzzeitgedächtnisses, eine mangelnde Konzentration und Einbußen bei der motorischen Koordination von Bewegungen hervorgerufen werden. Außerdem kann eine ausgeprägte Übelkeit hinzukommen.

Es gilt also festzuhalten: wie eine Person auf eine Vergiftung mit Cannabis bzw. einen Rausch reagiert, hängt von verschiedensten Faktoren ab und kann im jeweils individuellen Fall nicht zuverlässig vorhergesagt werden. Ein Teil der Konsumenten reagiert nach eigenem Dafürhalten positiv, andere machen dagegen abschreckende Erfahrungen.

Langzeitfolgen bzw. Langzeitschäden eines chronischen, mehrmonatigen oder mehrjährigen Cannabismissbrauchs

Die akuten Wirkungen und Nebenwirkungen eines Cannabismissbrauchs sind in der Regel reversibel (umkehrbar). Es muss also noch nicht mit einer dauerhaften Beeinträchtigung des Geistes oder des Verstandes gerechnet werden. Lässt die Wirkung der Droge im Gehirn nach, wird man in der Regel wieder normal.

Wird allerdings Cannabis regelmäßig über einen längeren Zeitraum konsumiert, kann sich neben einer Abhängigkeit (und den damit verbundenen finanziellen Schwierigkeiten oder Beeinträchtigungen des Arbeits- und Privatlebens) auch eine Reihe von körperlichen oder seelischen Schäden einstellen, die dann zum Teil nicht mehr heilbar sind und somit als dauerhaft angesehen werden müssen.

Da Cannabis vor allem geraucht wird, und da deshalb in Joints Tabak enthalten ist, kann es vor allem bei jahrelangem Missbrauch zu denselben Schäden kommen, wie sie auch durch Zigarettenkonsum verursacht werden können. Hier sind insbesondere Schäden an der Lunge sowie im kardiovaskulären (Herz–Kreislauf) System zu nennen. In Bezug auf die Lunge kann es zum Auftreten von Lungenkrebs und einer chronischen Bronchitis (Entzündung der kleinen Luftwege in der Lunge) verbunden mit einer langsam fortschreitenden Zerstörung des Lungengewebes kommen. Weiterhin begünstigt der Konsum das Auftreten von Herzinfarkten, einer Herzinsuffizienz (Herzschwäche aufgrund von Zerstörung des Herzmuskelgewebes) und erhöht das Risiko, einen Schlaganfall zu erleiden.

Ebenso kann es zu gesundheitliche Schäden kommen, die durch Verunreinigungen entstehen, wenn Dealer dem Cannabis bestimmte Stoffe beifügen, um den Stoff zu „strecken" und gewinnbringender verkaufen zu können. Die Liste der Stoffe, welche schon in Cannabisprodukten nachgewiesen wurden, ist lang und erschreckend. Gefunden wurden unter anderem: Sand, Öle, Pentachlorphenol (PCP), Bleisulfid, Altöl und Schuhcreme. In dieser Hinsicht wäre eine staatlich regulierte Abgabe von Cannabis durch zertifizierte Apotheker aus der Sicht des Autors tatsächlich wünschenswert, auch wenn dies nur im Hinblick auf die damit hoffentlich zu verhindernden Verunreinigungen gilt. Allerdings ist wohl mindestens fraglich, ob damit auch verhindert werden kann, dass die Dealer ihre Drogen weiter verkaufen können, oder ob sie diese im Gegenteil noch mehr „strecken", um sie preiswerter als die Apotheken anbieten zu können.

Die bisher beschriebenen der Gesundheit abträglichen Effekte eines Cannabiskonsums sind in keinem Fall zu leugnen, stellen aber nicht den Schwerpunkt dieses Buches dar.

Dieser soll hingegen auf den neurologischen bzw. psychiatrischen Schäden liegen, die durch Cannabiswirkstoffe an den Zellen des Rückenmarks und des Gehirns selbst hervorgerufen werden können.

Die meisten Rezeptoren, über die Cannabis seine Wirkung im menschlichen Körper entfaltet, befinden sich auf eben diesen Zellen des Nervensystems. Die meisten Nervenzellen befinden sich im Gehirn und im Rückenmarkt. Im Gehirn wiederum sind die meisten Rezeptoren in den Zentren zu finden, welche wichtige Funktionen wie Gedächtnis, Lernen, Motorik (Körperbewegungen) und Aufmerksamkeit bzw. Konzentration steuern.

Außerdem kommen sie in hoher Dichte in den Belohnungszentren des Gehirns vor, was das Abhängigkeitspotential von Cannabis erklärt. Insgesamt werden 9% der Gesamtheit der Konsumenten durch den Missbrauch abhängig.

Wenn der Beginn des Konsums im Jugendalter bzw. in der Adoleszenz liegt, sind es bereits 17%, bei täglichem Gebrauch sogar zwischen 25 und 50%.

Sucht wird in der Medizin als unabweisbares Verlangen nach einem bestimmten Erlebniszustand bzw. dem kontinuierlichen und nahezu unbezwingbaren Verlagen eines Suchtkranken nach einem bestimmten Suchtmittel definiert. Diesem Verlangen werden die Kräfte des Verstandes untergeordnet. Es beeinträchtigt die freie Entwicklung einer Persönlichkeit und zerstört die sozialen Bindungen sowie die sozialen (Aufstiegs)Chancen eines Individuums. Schließlich kommt es zur Verwahrlosung und zur Vernachlässigung von Mitmenschen, Verpflichtungen, Aktivitäten und Interessen. Was dies für das Leben eines jungen Menschen bedeuten mag, kann man sich vorstellen.

Weil die meisten Rezeptoren für Cannabis im Gehirn vorkommen, sind die Folgen eines längeren und regelmäßigen Missbrauchs von Cannabis entsprechend gravierend.

Bei gewohnheitsmäßigen Konsumenten findet man regelhaft ein beeinträchtigtes Lernvermögen, eine verminderte Gedächtnisleistung und Merkfähigkeit, eine abnehmende Aufmerksamkeit sowie eine verschlechterte Konzentrationsfähigkeit. Die Koordination von komplizierten Bewegungen (wie sie bei verschiedenen Sportarten benötigt werden) ist herabgesetzt. Ebenso die Fähigkeit zu abstraktem Denken und die Planungsfähigkeit. Man findet bei regelmäßigen Konsumenten zudem eine verringerte Motivation in Bezug auf Alltagsaktivitäten, Beziehungen zu Mitmenschen oder die eigene Arbeit. Dies entspricht der Beobachtung, dass Personen, die regelmäßig kiffen, irgendwie versacken, nicht mehr vom Sofa hochkommen, sich auf die Couch zurückziehen, zunehmend weniger Interesse an Alltags- und Freundesaktivitäten haben und generell in ihren

Leistungen in Schule, Studium oder Beruf nachlassen. Die Medizin bezeichnet dies als Amotivales Syndrom.

Ebenso kann es zu Panikattacken, Angststörungen, Depressionen, Wahnvorstellungen und Halluzinationen kommen, welche ein normales Leben unmöglich machen. Diese Störungen gehen nicht (!) automatisch wieder weg, wenn man den Cannabiskonsum einschränkt oder sogar ganz beendet; sie sind vielmehr oftmals dauerhaft und nur schlecht oder gar nicht zu therapieren. Zusätzlich gibt es viele Hinweise, dass ein regelmäßiger Konsum von Cannabis das Auftreten von Schizophrenien bzw. Psychosen begünstigen kann.

Alarmierend ist die Tatsache, dass von den genannten Störungen vor allem Personen betroffen sind, welche in der Jugendzeit angefangen haben, Cannabis zu konsumieren. Offensichtlich besteht ein Unterschied zwischen der Wirkung von Cannabis auf menschliche Gehirne die noch im

Wachstum bzw. in der Reifung begriffen sind und ausgewachsenen, ausgereiften Gehirnen. Das bedeutet, dass die genannten Langzeitschäden umso schwerer und umso dauerhafter sind, je jünger die Konsumenten bei Beginn des Drogenkonsums waren. Man könnte auch sagen, dass Gehirne von jüngeren Menschen vulnerabler (verwundbarer oder anfälliger) sind als Gehirne von Erwachsenen.

Die medizinische Forschung geht davon aus, dass Schäden durch Cannabiskonsum umso dauerhafter sind, je früher sie eingesetzt haben und insbesondere dann, wenn der Konsument noch im Wachstum ist und sich entwickelt.

Das bedeutet, dass die Schäden nicht mehr verschwinden, wenn der Konsum im Jugendalter begonnen hat. Diese Personen haben auch als Erwachsene mit den genannten Erkrankungen und Beeinträchtigungen zu kämpfen. Und zwar auch, wenn sie den Missbrauch von Cannabis vollständig beenden. Auch nach jahrelanger Abstinenz erholt sich das Gehirn nicht, wenn die Schäden zu früh eingetreten sind. Die ehemaligen Drogenkonsumenten sind und bleiben für ihr ganzes weiteres Leben gezeichnet.

Anders sieht es aus, wenn der Konsum erst im Erwachsenenalter begonnen wurde, was aber nur selten der Fall ist. Hier ist das Ausmaß der Schäden geringer und meistens auch nicht so dauerhaft. Das bedeutet, das hier das Beenden des Cannabis Konsums tatsächlich zu einer Besserung von Gedächtnis und Aufmerksamkeit oder zum Verschwinden einer Depression beitragen kann.

Bei Konsumenten, die aber, wie es üblich ist, bereits in der Jugend Cannabis geraucht haben, gilt dies nicht. Die Schäden bleiben ein Leben lang.

Auch wenn man z.B. ab dem 25. Lebensjahr nicht mehr kifft, ist man mit Pech auch mit 60 Jahren noch stark beeinträchtigt.

Kurzum: je jünger man ist, desto schlimmer und dauerhafter sind die Schäden die durch Cannabis im Gehirn angerichtet werden.

Sehr deutlich (und alarmierend) sieht man dies an wissenschaftlichen Studien zur Intelligenz von Cannabis Konsumenten. So wurde mehrfach festgestellt, dass Personen, die im Jugendalter bzw. vor ihrer Volljährigkeit begonnen haben, Cannabis zu konsumieren, im Erwachsenenalter (in der Studie bei 38 Jahren) einen niedrigeren Intelligenzquotienten haben, als noch in ihrer Jugend (mit 13 Jahren). Die Abweichung betrug in einzelnen Studien bis zu 8 Intelligenz Punkte.

Eine beeindruckende Differenz, die auch festgestellte wurde, obwohl die betroffenen Personen schon seit Jahren abstinent waren und gar kein Cannabis mehr konsumierten. Eine Differenz, die sich auch im Laufe des Lebens also nicht mehr änderte, die sozusagen eingemeißelt ist. Die Schäden sind eben nicht mehr umkehrbar, wenn man früh angefangen hat, Cannabis zu konsumieren. Interessanterweise waren die festgestellten Beeinträchtigungen des Intelligenz Quotienten bei Personen, die erst im Erwachsenenalter den Konsum begonnen haben, nach einer gewissen Zeit eher reversibel (also umkehrbar), wenn der Konsum eingestellt wurde. Ein weiter Hinweis darauf, wie störanfällig junge Gehirne, die noch im Wachstum und der Reifung begriffen sind, für Cannabis sind.

Offensichtlich führt der exzessive Missbrauch von Cannabis auch direkt zum Untergang bzw. der Zerstörung von Gehirnmasse. So wurde in Kernspin (MRT) Studien festgestellt, dass bei Personen, die regelmäßig Cannabis konsumieren im Vergleich zu abstinenten Personen das Volumen bestimmter Gehirnregionen verringert ist. Auf den MRT Bildern des Gehirns konnte festgestellt werden, dass Gehirnregionen wie der Hippocampus, oder die Amygdala umso kleiner sind, je größer der wöchentliche

Cannabiskonsum ist. Das legt die Vermutung nahe, dass diese Gehirnzentren, die unter anderem für das Empfinden von Gefühlen, das Gedächtnis, Lernen und Konzentration eine wichtige Rolle spielen, durch Cannabis direkt zerstört bzw. beeinträchtigt werden.

Cannabis kann also neurotoxische (nervenschädigende) Effekte vermitteln.

Ebenso konnte festgestellt werden, dass die axonale Integrität (ein Ausdruck der das Leitungsvermögen von Nervenbahnen zur Informationsübermittlung zwischen einzelnen Gehirnzellen und Gehirnzentren bezeichnet) in verschiedenen Gehirnregionen um bis zu 84% verringert war. Das bedeutet, dass die Übermittlung der Nervenimpulse zwischen den Gehirnzellen schwerstens gestört ist, was zwangsläufig ebenso zu Funktionseinbußen der Gehirnleistung führen muss. Zudem konnte festgestellt werden, dass nach Cannabiskonsum der Blutfluss in verschiedenen Hirnregionen abnimmt.

Die Auswirkungen, die ein regelmäßiger Cannabiskonsum in der Jugend haben kann, sind erschreckend. So wurde in Studien nicht nur ein Zusammenhang mit einem frühzeitigen Cannabiskonsum, begonnen vor dem 15. Lebensjahr, und einem vorzeitigen Schulabbruch sowie einem niedrigeren Bildungsniveau festgestellt. Zwischen 50 und 90 % aller cannabisabhängigen Personen erleiden im Verlauf ihres weitern Lebens eine weitere psychische Erkrankung (vor allem Depressionen, Schizophrenie und Angststörungen) oder gesundheitliche Schäden durch einen begleitenden Alkohol-, bzw. Nikotinabhängigkeit oder einen anderweitigen Drogenmissbrauch. Insbesondere bei jugendlichen Konsumenten wurde ein hohes Auftreten von Suizidgedanken festgestellt. Hinzu kommen Störungen der emotionalen Entwicklung sowie des Sozialverhaltens von jugendlichen Konsumenten. Es wird oftmals festgestellt, dass die altersgerechte Entwicklung der Konsumenten beeinträchtigt ist. Wenn der Missbrauch zu intensiv ist bzw. über einen zu langen Zeitraum stattfindet, können die sozialen Defizite später oftmals nicht mehr aufgeholt werden können. Zudem verleitet der Gebrauch von Cannabis auch zum Konsum anderer Rauschmittel und geht oftmals mit Zigaretten- oder Alkoholkonsum sowie der Einnahme anderer illegaler harter Drogen einher, welche dann ihrerseits regelmäßig weitere schlimme Gesundheitsschäden verursachen können.

Die Wirkung von regelmäßigem Cannabiskonsum bei Jugendlichen, die zudem durch persönliche oder soziale Faktoren (wie etwa Scheidung der Eltern, Mobbing in der Schule, etc.) belastet sind, wird von der deutschen Hauptstelle für Suchtgefahren denn auch wie folgt beschrieben:

„Zwar hat der Konsument selbst ein Gefühl erhöhter Leistungsfähigkeit, die jedoch objektiv betrachtet immer mehr abnimmt. An die Stelle geordneten Denkens und logischer Schlussfolgerungen tritt häufig eine Art Scheintiefsinn, wovon vor allem Sorgfaltsleistungen betroffen sind. (...) Im Zusammenhang mit dem sogenannten Amotivationssyndrom zeigt sich ein zunehmendes allgemeines Desinteresse, gepaart mit verminderter Belastbarkeit. Der Konsument zieht sich immer mehr in sich zurück und wird sich selbst und den Aufgaben des Alltag gegenüber immer gleichgültiger: er fühlt sich den Anforderungen der Leistungsgesellschaft allmählich immer weniger verpflichtet, aber auch immer weniger gewachsen, und schert mehr und mehr aus seinem bisherigen sozialen Gefüge aus."

Medizinische Nutzung von Cannabis bzw. Hanfprodukten

Es ist richtig, dass Wirkstoffe aus der Hanfpflanze, welche zum Teil auch im Rauch eines Joints vorkommen können, eine Daseinsberechtigung in der Medizin haben. Sie können bei der ärztlichen Tätigkeit zur Therapie bestimmter Krankheiten eine Verwendung finden.

Dies wird hier erwähnt, da der Autor darauf hinweisen möchte, dass man keinesfalls dem Irrtum unterliegen darf zu glauben, der Genuss von Marihuana oder Haschisch sei deshalb vielleicht auch gesund oder nicht so schlimm, weil Cannabis auch als Medikament Verwendung findet.

Das ist falsch!

Auch wenn Wirkstoffe aus dem Rauch von Hanfpflanzen Verwendung in der Medizin finden, tut man seinem Körper keinen Gefallen, wenn man einen Joint raucht. Um dies befriedigend zu erklären, muss man allerdings etwas weiter ausholen.

Tetrahydrocannbinol (THC) gehört zu den Phyto-Cannabinoiden, welche in der Hanfpflanze vorkommen können. Phyto steht für Pflanze, Phyto-Cannabinoide sind also Cannabinoide, die in der Pflanze selbst gebildet werden. Neben THC gibt es weitere 84 Phyto-Cannabinoide, die ebenfalls in Hanfpflanze vorkommen können. THC wirkt vor allem psychotrop, also einflussnehmend auf die Psyche bzw. bewusstseinsverändernd.

Hanf gehört zu den ältesten Nutzpflanzen, welche ursprünglich aus Zentralasien stammen und heutzutage weltweit kultiviert werden. Die einzelnen Hanfpflanzen unterscheiden sich jedoch sehr.

Es gibt Nutzhanf, welcher legal in der Landwirtschaft in Europa gezüchtet wird und Verwendung bei der Produktion von Papier, Kleidung, Farben, Lacken oder Waschmittel findet.

Dieser Nutzhanf ist so gezüchtet, dass er möglichst wenig THC (<1%) enthält. Für einen Gebrauch als Droge eignen sich die Blüten oder Harzprodukte des Nutzhanfes deshalb nicht.

Gleichzeitig gibt es aber auch Züchtungen der Hanfpflanze, die einen sehr hohen Anteil von THC besitzen. Diese mehrere hundert Züchtungen gehen auf das Konto der organisierten Kriminalität, welche die Pflanzen eigens zu dem Zweck der Drogenherstellung züchten und kultivieren. Diese Züchtungen finden natürlich keine Verwendung in der Medizin.

Der Entdeckung von THC 1964 folgte im Verlauf der 80er Jahre die wissenschaftliche Entdeckung des endogenen (körpereigenen) Cannabinoidsystems. Dieses stellt einen Teil des Nervensystems von Säugetieren (also auch des Menschen) dar. Es umfasst die **Cannabinoid-Rezeptoren** CB_1 und CB_2 (welche auf verschiedensten Zelltypen im menschlichen Körper wie den Nervenzellen, in vielen Organen sowie auf Immunzellen bzw. weißen Blutkörperchen vorkommen) und eine nachgeschaltete intrazelluläre Signaltransduktionskette; also ein System von Molekülen, welches in den Zellen aktiviert wird, wenn z.B. THC an den CB1 Rezeptor bindet, und die entsprechende Wirkung vermittelt. Dieses System bildet die Basis für das wissenschaftliche Verständnis der Wirkweise bzw. des Anwendungspotentials der Cannabinoide.

Man kann sich das folgendermaßen vorstellen. Wird Marihuana geraucht, gelangt THC mit dem Rauch in die Lunge. Von der Lunge gelangt es in den Blutkreislauf. Mit dem Blut verteilt es sich im ganzen Körper, also z.B. in den inneren Organe und im Gehirn. Die Zellen der Organe, die Zellen der Immunabwehr im Blut und die Nervenzellen des Gehirns besitzen auf ihrer Oberfläche Cannabinoid Rezeptoren (CB1 und/oder CB2). Bindet THC (als sogenannter Ligand des Rezeptors) an einen

Rezeptor, so vermittelt der Rezeptor ein Signal durch die Zelloberfläche hindurch ins das Innere der Zelle, wodurch eine entsprechende Wirkung ausgelöst wird, z.B. ein Entspannungsgefühl. Oder eine Panikattacke.

Die Liganden, also die Wirkstoffe, die an CB1 oder CB2 Rezeptoren binden können (wie ein bestimmter Schlüssel, der in ein bestimmtes Schloss passt), sind sehr zahlreich. Es gibt nicht nur mindestens 85 Phytocannabinoid-Liganden, also Wirkstoffe aus der Hanfpflanze selbst, sondern darüberhinaus mittlerweile viele halbsynthetische (durch Modifikation bzw. Veränderung von Phytocannabinoiden hergestellte) oder vollsynthetische (ausschließlich industriell oder chemisch hergestellte) Cannabinoide-Liganden, welche ebenfalls auf CB1 oder CB2 Rezeptoren passen. Sie wurden für die medizinische Forschung und Therapie der Patienten eigens entwickelt und hergestellt.

Obendrein aktivieren manche dieser Liganden den einen und/oder den anderen Rezeptor, manche hemmen einen oder beide Rezeptoren, manche hemmen CB1 und aktivieren CB2 oder umgekehrt.

Sie sehen, das Endocannabinoid System des menschlichen Körpers im Zusammenspiel mit natürlichen, halb- oder vollsynthetischen Liganden ist unglaublich komplex. Außerdem ist es trotz intensivster Bemühungen der medizinischen Wissenschaft bisher nur anfänglich verstanden.

Die medizinische Nutzung des Endocannabinoid Systems hat großes therapeutisches Potenzial. So wurden für bestimmte Liganden antiemetische (Übelkeit lindernde), relaxierende (krampflösende), anti-inflammatorische (entzündungshemmende), appetitanregende und schmerzstillende Effekte nachgewiesen. Dies macht man sich z.B. in der Therapie von Krebspatienten zunutze, welche aufgrund von Bestrahlung oder Chemotherapie unter einer starken Übelkeit verbunden mit Erbrechen und Gewichtsabnahme leiden. Hier können Cannabinoid-Liganden den quälenden Übelkeitsreiz und damit das Erbrechen lindern. Sie sorgen aufgrund ihrer zusätzlichen appetitanregenden Wirkung außerdem für eine gewünschte Gewichtszunahme der oftmals am Ende ihrer Krankheit kachektischen (abgemagerten) Patienten. Gleiches gilt für Patienten, die eine bestimmte HIV Medikation benötigen, welche ebenfalls Übelkeit verursachen kann. Die krampflösende Wirkung von bestimmten Liganden macht man sich in der Therapie der Multiplen Sklerose oder von spastischen Lähmungen zunutze. Und bei bestimmten Krankheitsbildern wie z.B. Krebserkrankungen, die nur schwer zu lindernde chronische Schmerzen verursachen, kommen ebenfalls Cannabinoid-Liganden aufgrund ihrer schmerzdämpfenden Effekte zum Einsatz.

Hier werden aber überwiegend keine Joints geraucht, sondern Tabletten eingenommen oder es kommen bestimmte Inhalatoren, vergleichbar mit Asthma-Sprays zum Einsatz. Dies sind also ärztlich verschreibungspflichtige Fertigarzneimittel. Sie müssen (etwa im Rahmen eines individuellen Heilversuches) ärztlich verordnet und der Patient während der Selbstmedikation ärztlich begleitet werden.

Zur Gattung Cannabis gehörende Pflanzen bzw. Pflanzenteile wie Cannabis-Blüten oder Cannabis-Extrakte dürfen in Deutschland nur dann als verschreibungsfähige Arzneimittel mit standardisierten Wirkstoffgehalten zum Einsatz kommen, wenn es sich eben um reglementierte, standardisierte Zubereitungen aus Apotheken handelt, die als Fertigarzneimittel zugelassen sind.

Somit besteht in Deutschland in der Tat vereinzelt die Möglichkeit, bei bestimmten Krankheitsbildern über zertifizierte Apotheken sogenannte medizinische Cannabisblüten zu beziehen, die dann geraucht werden. Allerdings ist dabei neben einer ärztlichen Verschreibung eine Ausnahmegenehmigung der Bundesopiumstelle des Bundesinstituts für Arzneimittel und Medizinprodukte (BfArM) notwendig, deren Erlaubnis auf einer eigens zu diesem Zweck angefertigten ärztlichen Stellungnahme beruht. Darüberhinaus sieht die Medizin dies nicht als optimale Therapieform an, sie kommt nur zum Einsatz, weil in verzweifelten Fällen die restlichen Therapieoptionen nicht ausreichend geholfen haben.

Wir sehen also: das therapeutische Potenzial von Cannabis in Tablettenform ist ebenso komplex wie vielversprechend und wird in Deutschland auch – jedoch in einem äußerst streng reglementierten Rahmen – bereits für Patienten genutzt.

Allerdings ist hier noch sehr viel mehr wissenschaftliche Grundlagenforschung notwendig, um den therapeutischen Nutzen zu optimieren sowie die teils fatalen Nebenwirkungen zu minimieren. Entsprechend streng reglementiert ist der Zugang zu auf Cannabis basierenden Arzneimitteln, die ausschließlich durch ärztliche Verschreibung und unter streng reglementierten Auflagen zu beziehen sind.

Noch einmal: das Rauchen von Cannabisblüten wird nicht als optimal angesehen, da im Rauch viele unterschiedliche Phytocannabinoide enthalten sind. Deren Wirkprofil ist jedoch individuell sehr unterschiedlich und daher therapeutisch schlecht zu steuern. Der Konsum ist deshalb auch mit vielen Nebenwirkungen behaftet. Es handelt sich um eine absolute Ausnahme bei schweren Krankheiten.

Das Nationale Institut für Medizin in den USA hat in einem Report, der den Stand der wissenschaftlichen Erkenntnisse über Wirkung und

Risiken einer medizinischen Verwendung von Cannabis zusammenfasst, folgendes festgehalten:

Dem therapeutischen Nutzen des Rauchens von Cannabisblüten bei bestimmten ausgewählten Krankheiten stehen deutliche Risiken (wie oben geschildert) gegenüber. Die Zukunft des Einsatzes von Cannbinoiden in der Medizin liegt deshalb nicht im Rauchen von Cannabis, sondern in der Entwicklung und Herstellung von synthetischen Substanzen, die auf das Endocannabinoid System im menschlichen Körper wirken. Das Rauchen von Cannabisblüten ist daher nur als Übergangslösung zu sehen, bis bessere Therapieformen getestet sind und zur Verfügung stehen.

Deshalb, auch wenn Cannabinoide in der Medizin bei verschiedenen Krankheiten therapeutisch verwendet werden, soll hier festgestellt werden:

Die Vorstellung, dass das Rauchen eines Joints einen positiven Effekt auf die Gesundheit etwa eines Jugendlichen oder jungen Erwachsenen haben könnte, ist grundsätzlich falsch; im Gegenteil: die zuvor beschriebenen gesundheitlichen Schäden durch den Missbrauch von Marihuana oder Haschisch, das aus Zuchtpflanzen von Dealern gewonnen wurde, überwiegen bei weitem jeden noch so unwahrscheinlichen Benefit für die Gesundheit.

Daher soll man sich hüten, die Schäden eines Cannabis Missbrauchs zu verharmlosen oder durch einen potenziellen aber eben völlig unrealistischen Nutzen für die Gesundheit aufwiegen zu wollen, weil man einmal gehört hat, dass Cannabis auch als Medikament eingesetzt werden kann. Wer so denkt oder argumentiert unterliegt einem tragischen Irrtum!

Resümee

Die Schäden, die durch einen Cannabis Konsum hervorgerufen werden, sind ebenso zahlreich wie gravierend. Insbesondere jüngere Konsumenten scheinen gefährdet zu sein. Je jünger die Personen bei Beginn ihrer „Drogenkarriere" sind, desto schlimmer und dauerhafter sind die Folgeschäden im Hinblick auf eine Störung der kognitiven Leistungen, der altersgerechten Entwicklung, der Leistungen in Schule, Ausbildung, Studium und Beruf. Ebenso fatal kann sich ein früher und intensiver Konsum auf mögliche psychiatrische Folgeerkrankungen wie Depressionen, Schizophrenien und Angststörungen auswirken.

Alarmierend ist in diesem Zusammenhang nicht nur, dass Cannabis die weltweit am häufigsten konsumierte illegale Droge ist. Die Zahl der Konsumenten wird auf 125 bis 227 Millionen geschätzt, Tendenz steigend. In Europa konsumieren ca. 1% der Bevölkerung (entspricht ca. 12 Millionen Menschen) täglich Cannabis. In Deutschland sind es ca. 4,5% der Erwachsenen, die Cannabis jährlich konsumieren. Zudem steigt der Wirkstoffgehalt von THC in Marihuana und Haschisch aufgrund besserer und leistungsfähigerer Zuchttechniken von Hanfpflanzenstetig weltweit kontinuierlich an. Dies bedeutet, dass die Wirkung und die Rauschzustände intensiver werden, was allerdings für die Nebenwirkungen und Gesundheitsschäden ebenso gilt.

Erschreckend ist auch, dass der Konsum in der Gruppe der 18 bis 25 jährigen, also der jungen Konsumenten, extrem hoch ist; in der Subgruppe der 18 bis 20 jährigen erreicht er bis zu 17%. Also gerade in der Gruppe von Konsumenten, die besonders gefährdet ist, dauerhafte Schäden davonzutragen.

Vor dem Hintergrund der allgemein ohnehin zunehmenden Verbreitung von Cannabis gerade in jüngeren Teilen der Bevölkerung einerseits sowie im Hinblick auf die teils dramatischen gesundheitlichen Folgen des Drogenkonsums andererseits wird die Zurückhaltung der deutschen Ärzteschaft besser verständlich, wenn es um eine zukünftige Legalisierung von Cannabis geht. So ist es auch zu erklären, wenn Vertreter der deutschen Medizinergemeinschaft wie etwa Ärztekammern in öffentlichen Stellungsnahmen regelmäßig vor einer Legalisierung von Cannabis warnen.

Demzufolge werden in der Öffentlichkeit bzw. der Allgemeinheit der Bevölkerung und auch von Seiten mancher Politiker die gefährlichen körperlichen und psychischen Auswirkungen von Cannabis noch häufig und bisweilen auch sträflich unterschätzt. Politik und Gesetzgebers kommt auch eine moralische Vorbildfunktion in unserer Gesellschaft zu. Eine Legalisierung würde gerade für Kinder und Jugendliche eine völlig falsche

Wirkung entfalten. So hätte eine weitere Akzeptanz und die Legalisierung der Droge von Seiten von staatlichen Autoritäten keine Abschreckung, sondern im Gegenteil eine gefährliche Verharmlosung der Schädlichkeit des Konsums von Cannabis zur Folge.

Cannabis ist jedoch – wie wir gesehen haben – insbesondere für Jugendliche eben sehr viel gefährlicher, als viele glauben. Daher sollte von Plänen, die Droge gesellschaftsfähig zu machen, Abstand genommen werden. Die Zahl der jungen Menschen in Deutschland, die Probleme mit der Droge haben, liegt heute bereits bei 600.000. In den letzten Jahren ist die Zahl von Jugendlichen und jungen Erwachsenen, die eine ambulante Suchtbehandlung wahrnehmen müssen, um 31% gestiegen. Der Anteil der Jugendlichen, die Cannabis grundsätzlich ablehnen, lag in Umfragen 1986 noch bei 66%, 2004 jedoch schon nur noch bei 50%. Die Akzeptanz wächst folglich bereits seit Jahren, was auch daran liegen mag, dass der

Cannabiskonsum seit den 90er Jahren Teil der Jugendkultur wurde (z.B. im HipHop, Reggae wie auch in verschiedenen Filmen und diverser Literatur)

Eingedenk all der wissenschaftlichen Erkenntnisse, welche die medizinische Forschung bereits hinsichtlich des Gefährdungs- und Schadenpotentials von Cannabis für die Gesundheit der Konsumenten gesammelt hat, ist es aus ärztlicher Sicht „absolut verantwortungslos", eine Legalisierung sowie einen staatlich organisierten Verkauf von Cannabis herbei führen zu wollen.

Grußwort an den Leser

Sehr geehrte Leserin, sehr geehrter Leser, ich möchte mich an dieser Stelle bei Ihnen für ihr Vertrauen beim Kauf dieses Buches bedanken. Ich hoffe sehr, Sie konnten, unabhängig davon ob sie Mediziner sind oder nicht, bei der Lektüre etwas lernen.

Ich persönlich in der Meinung, dass man eine Droge bzw. einen Wirkstoff, der solche Schäden hervorrufen kann, nicht durch neue Gesetze legalisieren und damit gesellschaftsfähig, sondern vielmehr weiter ächten sollte.

Ich sehe das nicht nur so vor dem Hintergrund meiner eigenen negativen, persönlichen Erfahrungen, sondern vielmehr aufgrund der zahlreichen niederschmetternden medizinischen Fakten, die aufzulisten und verständlich zu machen, ich mich in diesem Buch bemüht habe. Der Zugang zu einer Substanz, die das Potential hat, das Leben und die Gesundheit junger Menschen dauerhaft derart zu beeinträchtigen bzw. ein glückliches Dasein unmöglich zu machen, sollte meiner Meinung nach durch unsere gewählten Volksvertreter nicht vereinfacht, sondern vielmehr erschwert oder, besser noch, unmöglich gemacht werden.

Das Argument, welches ich schon oft vernommen habe, demzufolge nämlich aus der Legalität und gesellschaftlichen Akzeptanz von Alkohol und Zigaretten doch auch eine Legalisierung von Cannabis („das ja auch nicht so viel schlimmer ist") herzuleiten sei, ist aus meiner Sicht nicht haltbar. Hier liegt ein Trugschluss vor.

Gerade weil wir doch sehen, welche Zerstörung legale Drogen wie Alkohol und Zigaretten in den Reihen unserer Bevölkerung entfalten, soll man nicht als Konsequenz fordern, auch noch andere Drogen wie z.B. Cannabis zu legalisieren. Das ist ein falsches Signal, welches in die falsche Richtung geht. Es ist aus meiner Sicht ein großes Problem, dass Alkohol und Zigaretten in unserer Gesellschaft nur unzureichend als tatsächliche gesundheitsschädliche Drogen wahrgenommen werden, was auch daran liegt, dass sie als „legales Genussmittel" nahezu frei verkäuflich sind. So sind in Deutschland 1,3 bis 2,5 Millionen Menschen alkoholabhängig. 30% der Bürger rauchen.

Es wäre doch für unsere Gesellschaft vielmehr wünschenswert, die Bevölkerung soweit über die gesundheitlichen, sozialen und volkwirtschaftlichen Schäden aufzuklären, die durch diese Substanzen entstehen, dass der Konsum merklich zurückgeht. Wenn wir ein paar Jahre weiterdenken, wünscht man sich doch, dass die Menschen dann weniger rauchen, weniger trinken und auch weniger Drogen nehmen. Dann aber sollten wir auch alles dafür tun, dass dies hoffentlich geschieht. Weitere Drogen in den Katalog der gesetzlich erlaubten Genuss- und Rauschmittel aufzunehmen und damit deren

Zugänglichkeit zu vereinfachen, gehört sicher nicht zu den geeigneten Maßnahmen. Durch eine Legalisierung von Cannabis würden wir gewiss auch nicht der organisierten Kriminalität den Boden entziehen, wir würden vielmehr in gewisser Weise vor ihr kapitulieren.

Ich hoffe, mit diesem Buch einen bescheidenen Beitrag zu der so dringend benötigten Verbreitung des medizinischen Wissens um die gesundheitlichen Schäden durch den Cannabiskonsum leisten zu können. Gerade auch für die Menschen, die nicht Medizin studiert haben und hierbei möglicherweise eine Hilfestellung benötigen.

Dazu sind wir Ärzte doch schließlich auch da, wie ich finde. Es ist nicht nur unsere Pflicht, bereits erkrankte Menschen zu heilen, sondern darüberhinaus auch unsere Aufgabe, zur Gesundheit der Bevölkerung durch Aufklärung, Prävention und Wissensvermittlung beizutragen.

Wenn die Menschen dann aus diesem Wissen die richtigen Schlüssen für die eigene Gesundheit und die ihrer Angehörigen und Freunde ziehen, wäre das für unsere Gesellschaft, in der wir alle zusammen leben, wundervoll.

Herzliche Grüße,

Ihr Erik Halrrids